Ayurveda

Guía para principiantes sobre la curación ayurvédica

Lauren Lingard

Índice

Introducción

Este libro es una introducción al Ayurveda para aquellos que no saben nada o muy poco sobre este antiguo sistema de curación natural que proviene de la India. Aprenderá los principios básicos del Ayurveda y descubrirá, desde el primer capítulo, cómo esta tradición curativa trabaja con la energía y trata el cuerpo, la mente y el alma.

La mayor diferencia entre éste y otros sistemas sanitarios a los que puede estar más acostumbrado es que la curación ayurvédica se centra en la curación de la persona en su totalidad. Esto significa que, cuando se trata de averiguar qué está pasando y qué puede estar causando síntomas problemáticos, su personalidad, sus preferencias de estilo de vida e incluso sus creencias espirituales son tan importantes como su historial médico y su herencia genética.

Una forma de pensar en el Ayurveda es como un sistema de curación probado que ha sido diseñado para mantener a todos ustedes sanos y felices.

Si comprara un coche nuevo, no dejaría que el azar se encargara de mantenerlo en funcionamiento; se aseguraría de utilizar el combustible correcto, llevaría el coche a las revisiones periódicas, comprobaría la presión de los neumáticos y los niveles de aceite, y haría todo lo que estuviera en su mano para proteger su inversión y, sobre todo, para mantenerse seguro al conducir.

El Ayurveda adopta el mismo enfoque, dando tanta importancia a la prevención como a la curación y trabajando en todos los aspectos de su persona para promover y mantener una salud y un bienestar óptimos. Nada se deja al azar, y todo recibe el cuidado y la atención que necesita para que usted esté bien y se mantenga así.

Todo lo que recomendamos en este libro es seguro para que lo hagas en casa, y donde haya el más mínimo riesgo potencial, lo destacaremos para que puedas estar seguro de que no tienes nada que temer o sentirte ansioso.

Este enfoque holístico de la salud y la curación significa que la curación ayurvédica es una elección sabía si quiere ponerse bien y mantenerse bien, pero por supuesto, si necesita atención médica aguda, debe buscarla. A continuación, puede utilizar el sistema ayurvédico para ayudar a su cuerpo y su psique a sanar lentamente después de cualquier tratamiento al que se haya sometido.

Si después de leer este libro te sientes inspirado para profundizar en tu compromiso con este inteligente e intuitivo sistema de curación, puedes seguir aprendiendo e integrar aún más este nuevo enfoque para tu bienestar con la ayuda de un profesional ayurvédico capacitado.

Más que nada, si eliges integrar las prácticas de Ayurveda en tu vida, lo que podemos prometerte es que será un viaje de descubrimiento para toda la vida porque tú y tu salud cambian en respuesta a lo que sucede en tu vida, lo que comes y cómo vives.

El Ayurveda nos ofrece la oportunidad de integrar un enfoque serio y diario en nuestra salud y bienestar, y las recompensas de ello incluyen una vida más feliz, más sana y más larga y la promesa de una en la que te mantendrás lo suficientemente bien como para disfrutar de todas las aventuras que se te presenten.

Capítulo 1: Qué es el Ayurveda

"El Ayurveda será conocido como el sistema más evolucionado de la salud perfecta, desde ambos puntos de vista, la prevención y la cura".

-Maharishi
Mahesh Yogi

El ayurveda trata la causa, no los síntomas

En la antigua y sagrada lengua india del sánscrito, la palabra *Ayurveda* significa "La Ciencia de la Vida", por lo que puede pensar en el sistema de curación Ayurveda como una tradición probada que trata los síntomas de una enfermedad o dolencia encontrando la causa raíz y tratando a la persona en su totalidad: cuerpo, mente y alma.

A menudo descrito como el sistema de curación más antiguo que se conoce, poca gente se da cuenta de que el Ayurveda forma parte en realidad de la tradición yóguica, por lo que, al igual que el yoga, tiene raíces misteriosas en prácticas saludables y formas de pensar que tienen más de 5.000 años de antigüedad.

Se trata de un enfoque similar al de otros sistemas tradicionales de curación, como la Medicina Tradicional China (MTC), y adoptar este enfoque holístico para "curar a la persona en su totalidad" puede resultar diferente si sólo se ha experimentado la medicina convencional o alopática, que tiende a tratar los síntomas y suele utilizar fármacos para ello.

¿Cuántas veces en su vida ha consultado a un médico sólo para hablar de los síntomas que le llevaron a pedir cita?

En otras palabras, usted habrá acudido a su cita con un cuerpo que necesitaba una atención experta -como llevar su coche al taller para que el mecánico haga un diagnóstico- y probablemente se habrá ido con una receta de medicamentos para deshacerse de esos síntomas.

Lo que falta en este tipo de consulta es lo que los sanadores tradicionales saben que es crucial para la tarea de curar a alguien -y mostrarle cómo curarse a sí mismo- y es una exploración en profundidad de por qué se ha manifestado este problema en primer lugar.

¿Por qué le duele tanto la espalda algunas mañanas que le cuesta levantarse de la cama? ¿Por qué su sistema digestivo es tan errático que le preocupa que pueda estar desarrollando el síndrome del intestino irritable (SII) o algo peor? ¿Cómo se las ha arreglado para torcerse el tobillo con sólo salir a la calle?

Si hubieras consultado a un médico ayurvédico en lugar de a un médico convencional, habrías pasado un mínimo de una hora hablando no sólo de tus síntomas sino de ti, de tu bienestar o de tu falta de bienestar, de tus sentimientos, de tu actitud hacia el autocuidado, de tu dieta, de tu historia, de lo que haces para relajarte, de cómo afrontas el estrés que pueda haber en tu mundo y de lo que te hace ser la persona que eres.

Sea cual sea el problema, el Ayurveda mira más allá de los síntomas para intentar encontrar la causa principal y encontrar la mejor manera de tratarla. Esto tiene mucho sentido porque si tratas una (la causa), la otra (los síntomas) desaparecerá o al menos se hará más manejable.

El Ayurveda es una de esas ramas de la curación que a menudo se denomina medicina alternativa, pero un término mejor sería medicina complementaria o Salud Natural. Me gusta más este último porque el Ayurveda está diseñado para trabajar contigo y con tu cuerpo para activar sus propios mecanismos de curación para mantenerte bien.

Cómo funciona el Ayurveda

La curación ayurvédica se basa en otras muchas disciplinas para ayudarnos a ser tan fuertes y sanos como podamos y nos enseña a mantenernos así.

Utiliza el masaje, la meditación, el yoga, la herboristería, el ejercicio y las técnicas especiales de respiración, junto con los cambios prescritos e importantes en la dieta, con el fin de tratar verdaderamente a alguien de forma holística.

Como parte de la tradición yóguica, es un sistema de curación que complementa una práctica regular de yoga, que enseñará algunas de las técnicas de respiración utilizadas para reequilibrar las energías curativas que fluyen alrededor del cuerpo físico. Incluso las posturas de yoga más simples (asanas) serán una parte importante de la curación ayurvédica. (Véase el capítulo 6 para más información).

Su bienestar mental es tan importante para un médico ayurvédico como su fuerza muscular (física) y su capacidad para controlar su peso. Esto significa que una vez que adopte un enfoque ayurvédico para su salud y bienestar, se sentirá escuchado, atendido y apoyado en su intento de curarse de cualquier dolencia que le preocupe. Y si estás pensando en explorar el Ayurveda sin la guía de un profesional, será todo tu ser el que se alegrará de ser finalmente escuchado y atendido.

El núcleo del sistema curativo ayurvédico es la comprensión de que toda la vida -incluidas las personas, sus mentes y sus cuerpos- está formada por energía, y las sutiles diferencias en los tipos de energía constituyen la fuerza vital de una persona.

Por lo tanto, el punto de partida de cualquier práctica de curación ayurvédica es aprender sobre los principales tipos de energía que el Ayurveda reconoce y trabaja para reequilibrar, y luego identificar cuáles de esos tipos son dominantes en usted. El capítulo dos le ayudará a hacer esto.

Los tres doshas

El Ayurveda se basa en el principio de que todos estamos formados por patrones de energía que fluyen por nuestro cuerpo. Ya habrás experimentado este concepto si has practicado algún *pranayama* o técnicas especiales de respiración como parte de una sesión de yoga. Puede que hayas movido tu cuerpo en una postura concreta y hayas sentido un torrente de energía en las puntas de los dedos o hasta los pies.

Puedes pensar que la energía es tu fuerza vital. Ya sabes que puedes aguantar la respiración y contar hasta diez, y no morirás, pero intenta detener la fuerza vital. No puedes hacerlo. Si lo hicieras, simplemente estarías muerto.

En el Ayurveda, hay tres tipos de energía clave, conocidos como doshas.

Todo el mundo tiene una combinación de los tres doshas, pero todo el mundo tiene también un dosha dominante, que, una vez identificado, dicta la dieta a medida y otras prácticas que debe adoptar para obtener la máxima curación y bienestar.

Su dosha también puede ser una pista sobre qué dolencias y condiciones de salud es más probable que sufra a menos que pueda mantener sus energías equilibradas y bajo control.

Así pues, echemos un vistazo a estos tres tipos de energía, a los que volveremos a referirnos a lo largo del libro, y una vez que hayas leído los tres, adivina cuál podrías ser tú antes de hacer el test del capítulo dos y descubrirlo con seguridad.

Energía Vata (Aire)

La palabra *vata* significa mover o entusiasmar, por lo que este dosha describe a alguien que piensa y actúa con rapidez. Las personas vata tienden a moverse y hablar con rapidez y están llenas de ideas y planes. Tienen una imaginación viva, una mente ágil y mucha energía, pero también son propensos a exagerar y, por tanto, a veces pueden agotarse tan rápido como se mueven y piensan.

Los signos clásicos de la energía vata alterada incluyen:

- Artritis
- Estreñimiento
- Dolores reumáticos
- Problemas con la presión arterial; generalmente demasiado alta
- Problemas de salud mental

Energía Pitta (Fuego)

La palabra *pitta* significa calentar o quemar. Estas personas inteligentes y elocuentes también pueden ser un poco intolerantes y culpables de orgullo propio. Como su nombre indica, no les va bien el calor y su dosha puede identificarse fácilmente porque tienden a sudar y a sentirse calientes al tacto cuando su energía está desequilibrada.

Los signos clásicos de la energía pitta perturbada incluyen:

- Inflamación
- Diarrea
- Calambres menstruales
- Tono rojo en la piel
- Indigestión o acidez de estómago

Energía Kapha (Tierra)

La palabra *kapha* significa abrazar o mantener unido. Si conoces a alguien que habla e incluso se mueve lentamente, su dosha es kapha. Se trata de personas pacientes y constantes que tardan en reaccionar, sobre todo cuando se enfadan, pero cuando lo hacen, son igual de lentos para volver a calmarse. Si tienen un defecto, a veces son culpables de ser perezosos y letárgicos, lo que los convierte en lo opuesto a vata.

Los signos clásicos de la energía kapha perturbada incluyen:

- Aumento de peso alrededor de la barriga
- Cansancio
- Impotencia
- Sentir falta de motivación o energía para hacer algo
- Sentirse agotado

No te preocupes si te cuesta averiguar cuál de los tres doshas te describe mejor, porque en el próximo capítulo aprenderás a identificar correctamente cuál de los tres es tu dosha dominante. Por el momento, basta con que seas consciente de las diferencias energéticas clave entre los tres, tal y como se describen en este capítulo.

¿Te has dado cuenta de que incluso la breve descripción de los tres doshas te dice mucho sobre la persona que describen? ¿Se te ocurre alguien que, en lugar de dar un largo paseo por el parque en una tarde soleada, le guste llevarse a la cama para echar una cabezada durante un par de horas? ¿Qué dosha crees que es el dominante? Si has dicho kapha, date una estrella de oro. ¿Qué tal alguien que tiene un temperamento ardiente y es rápido para criticar y encontrar fallos? Sí, tienes un tipo dominante pitta. ¿Y qué tal alguien que no puede quedarse quieto más que unos minutos? Alguien que no puede esperar a que llegues al final de la frase para poder hablar y compartir sus ideas. De hecho, no esperará, sino que probablemente le interrumpirá a los pocos segundos de empezar a pensar. De nuevo, habrás acertado. Se trata de un tipo vata.

Cuando empieces a familiarizarte con las características que definen a los tres doshas diferentes, piensa en algunas de las personas más cercanas a ti y comprueba si puedes deducir su dosha dominante a partir de sus comportamientos, sus actitudes, sus problemas de salud y sus elecciones de estilo de vida. Te sorprenderá la cantidad de información que damos al ojo entrenado, simplemente por estar en la habitación, por no hablar de abrir la boca.

Estas tres energías de los doshas son responsables de todo lo que te mantiene vivo y bien y de todos los procesos, conscientes e inconscientes, que mantienen el cuerpo humano en funcionamiento. Al entender más sobre los doshas, especialmente lo que sucede cuando se desequilibran, podemos empezar a ver cómo este sistema inteligente de curación trabajará para obtener y mantener niveles óptimos de salud y bienestar a lo largo de nuestras vidas.

Como dice el sabio Maharishi Mahesh Yogi: ¡prevención y cura!

Resumen del capítulo

- Hemos aprendido que el Ayurveda es un sistema antiguo y holístico de curación basado en la creencia de que hay tres tipos de energía llamados doshas que fluyen por el cuerpo.

- En la mayoría de las personas, un tipo de dosha será dominante.

- Una vez que conozcas tu dosha, sabrás reconocer los signos reveladores de que está desequilibrado y, lo mejor de todo, sabrás qué puedes hacer al respecto.

En el próximo capítulo, aprenderás a identificar con precisión tu dosha dominante.

Capítulo 2: Identificando el Dosha

En el capítulo uno aprendimos que la curación ayurvédica se basa en el principio de que tenemos tres tipos diferentes de energía llamados doshas, que conforman nuestra fuerza vital, pero que con el tiempo, uno de ellos se vuelve más dominante. Por lo tanto, antes de empezar a aplicar cualquiera de las modalidades de curación de este antiguo sistema, tenemos que saber exactamente qué dosha nos describe mejor.

Para ello, tenemos que pensar en nuestro aspecto físico, nuestra composición emocional y nuestras preferencias alimentarias, porque en cada uno de estos tres aspectos de nuestra vida y bienestar se revelará el dosha dominante.

Hagamos un sencillo cuestionario para averiguar qué dosha o tipo de energía es el dominante en nuestras vidas, luego exploraremos cómo las tres energías se desequilibran y veremos qué podemos hacer para abordar eso y restaurar la armonía y la salud perfectas.

Cuando tengas tiempo para sentarte tranquilamente y pensar en tus respuestas, haz el siguiente test para revelar tu tipo de dosha.

Empezará a comprender, a medida que vaya resolviendo estas preguntas, lo holístico que es el sistema ayurvédico de curación. Considera todos los aspectos de usted para determinar el mejor curso de acción y/o tratamiento una vez que se conoce su dosha.

CÓMO SE VE

Su altura

A) Eres más alto o más bajo que la media
B) Tienes una altura media
C) Eres alto y tu complexión es grande

Su peso

A) Por debajo de la media
B) Media
C) Por encima de la media

Su estructura y su musculatura

A) Delgado y ligero, tus músculos son delgados
B) Moderado, sus músculos están bien desarrollados
C) Grande, con músculos fuertes

Sobre su peso

A) Te cuesta ganar peso
B) Le resulta fácil mantener su peso
C) Le cuesta perder peso

Sobre la piel

A) Su piel está seca, es áspera al tacto y tiene tendencia a la piel de gallina

B) Caliente y aceitosa, se irrita fácilmente y se inflama a
menudo
C) Frío, húmedo al tacto y espeso

Sobre sus ojos

A) Son pequeños, secos y activos
B) Penetrante y sensible a la luz
C) Ojos grandes y suaves de "Bambi"

Sobre su cabello

A) Es seco y quebradizo y se enreda fácilmente
B) Textura media y aceitosa, es probable que sea delgada y
tienda a encanecer
C) Abundante, espesa y aceitosa

Sobre los dientes

A) Encías torcidas y/o protuberantes, con retracción de las
mismas
B) Tamaño medio, pero tienden a amarillear con encías rojas
o sangrantes
C) Blanco, fuerte y bien formado

Sobre sus manos

A) Delgada, con dedos largos
B) De tamaño medio, cálido y suave
C) Grandes y gruesos, con nudillos lisos

Sobre las uñas

A) Secas y quebradizas, se rompen muy fácilmente
B) Suave, rosa y flexible
C) Grueso, liso, brillante y duro

Su temperatura corporal

A) Tiene las manos y los pies fríos y mala circulación
B) Tiendes a correr en caliente
C) Te sientes frío y húmedo al tacto

Su orina

A) Es escaso y de color claro
B) Es abundante y amarillo
C) Moderado en la cantidad pero muy concentrado en el color

Sus dolencias habituales

A) Dolor e inflamación
B) Fiebre e irritaciones cutáneas como el herpes labial
C) Congestión

Preferencias meteorológicas

A) Te gusta el clima cálido y no te gusta el frío
B) No te gusta el sol abrasador, el fuego y el calor y prefieres el aire fresco y una buena ventilación
C) No te gusta el clima fresco y húmedo

Antes de pasar a las preguntas de personalidad, anote sus respuestas y compruebe si existe un patrón. ¿Respondes mayoritariamente A, B o C? El patrón es importante porque es lo que revelará tu dosha al final del cuestionario.

SU PERSONALIDAD

La forma de hablar

A) Rápido y frecuente
B) Afilado y cortante
C) Lento y melodioso

¿Cuál de ellas le describe mejor?

A) Generalmente eres activo y ocupado, cambiante, y a veces, lleno de energía nerviosa
B) Eres ambicioso, competitivo, muy motivado e ingenioso
C) Tranquilo, contento, conservador y lento para perder los nervios

En tu mejor momento, eres:

A) Un pensador creativo, imaginativo, espiritual y abstracto
B) Valiente e inteligente, centrado, eficiente y perfeccionista

C) Cariñoso, amable, digno de confianza, atento, tranquilo y paciente

En tu peor momento, eres:

A) Miedoso y nervioso
B) Enfadado y crítico
C) Dependiente y perezoso

Las preguntas de nuestro cuestionario explorarán ahora tus preferencias alimentarias, ya que lo que nos gusta comer también puede revelar el dosha dominante e incluso los que le siguen de cerca. De hecho, es común tener un perfil de dosha dual, así que por ejemplo, puedes ser pitta-vata donde pitta es dominante pero vata tiene un impacto, o puedes ser kapha-pitta donde, de nuevo, el dosha dominante es kapha pero pitta es también una fuerte influencia.

Continúa con el cuestionario y recuerda anotar el patrón de tus respuestas: ¿eliges mayoritariamente A, B o C para describirte mejor?

LO QUE LE GUSTA COMER Y HACER

Cuando se trata de actividades que prefieres:

A) Estar activo y en movimiento todo el tiempo, te cuesta quedarte quieto
B) Actividades con una finalidad, incluidos los deportes de competición
C) Actividades de ocio; su favorita es estar sentado

Cuando se camina es:

A) Rápido
B) Con propósito
C) Lento

¿Cómo está de apetito?

R) Varía, y a veces, ¡incluso te olvidas de comer!
B) Es regular, y nunca te saltarías una comida
C) Te gusta comer, pero a menudo te saltas las comidas

¿Cómo se come y se digiere la comida?

A) Rápidamente
B) Moderadamente
C) Lentamente

Cuando tu digestión está mal, sufres de:

A) Gases y estreñimiento
B) Úlceras y acidez de estómago
C) Letargo y aumento de peso

¿Cómo está tu resistencia?

A) Se agota con facilidad, puede agotarse muy rápidamente
B) Fuerte, puede realizar todo tipo de actividades físicas
C) Constante, sus niveles de energía se mantienen bastante constantes

¿Cómo duermes?

A) Ligeramente, tiene dificultades tanto para conciliar el sueño como para mantenerlo.

B) Constante, duerme bien durante una cantidad media de tiempo cada noche

C) Profundo, duermes profundamente y durante mucho tiempo y te cuesta despertarte

En la última parte de nuestro exhaustivo cuestionario sobre los doshas examinaremos tu estado de ánimo, tus amistades, tus sentimientos y tu actitud ante cosas como el dinero y la toma de decisiones. No te rindas ahora, estás en la última parte del cuestionario y probablemente ya estarás pensando en tus respuestas y en lo que revelan sobre tu tipo de energía ayurvédica y los niveles de esa energía.

CÓMO PIENSA Y SIENTE LAS COSAS

Sus estados de ánimo

A) Cambiar rápidamente
B) Cambiar lentamente
C) Son bastante estables

Cuando estás estresado:

A) Se siente excitado, ansioso, preocupado y temeroso
B) Enfadado, crítico, exigente y agresivo
C) Retraído, deprimido, recluso

Cuando tengas que tomar una decisión:

A) Tienes muchas ideas pero cambias mucho de opinión

B) Quieres tomar una decisión informada para asegurarte de que tienes todos los datos

C) Tomas una decisión rápida y te mantienes obstinadamente en ella

Describe tu capacidad de atención:

A) Corta

B) Orientado al detalle y muy centrado

C) Sólo le interesa realmente el panorama general, en el que puede centrarse sin problemas

Describa su memoria:

A) Corto, se olvida tan rápido como se aprende

B) En general, bastante bien

C) Se aprende lentamente, pero se retiene la información

Cuando se trata de proyectos y tareas que son:

A) Es bueno para empezar, pero le cuesta terminar

B) Muy organizado y capaz de llevar a cabo un proyecto hasta su finalización

C) Lento para empezar, pero paciente y muy bueno para realizar la tarea

Haces amigos:

A) Rápido y fácil, luego deja y cambia de amistades al mismo ritmo

B) Suelen estar relacionadas con el trabajo o surgen de algún interés y actividad compartida

C) Lentamente, pero esas amistades son significativas y a largo plazo

Cuando se trata de dinero:

A) Te encanta ir de compras y gastas más de la cuenta

B) Prefiere ahorrar y sólo gastar en cosas especiales

C) Siempre elegirá el ahorro sobre el gasto, y tratará de no gastar en absoluto

¿Cómo describiría sus sueños?

A) Frecuente y muy colorido

B) Romántico y ocasional

C) Infrecuente, lo cual está bien, ya que cuando se sueña se siente perturbador e intenso

La gran revelación

Ahora estás listo para descubrir tu dosha, y la gran revelación mostrará incluso si tienes un tipo de dosha dual, y si lo tienes, cuáles son los doshas que determinan todas las características que hemos estado explorando en este cuestionario.

Lo único que tienes que hacer ahora es contabilizar tus respuestas:

- **La mayoría de las respuestas (A) = Vata dosha**
- **La mayoría de las respuestas (B) = Pitta dosha**
- **La mayoría de las respuestas (C) = Kapha dosha**

Recuerde que no se trata de un cuestionario sobre si está bien o mal; un dosha no supera a otro, simplemente son diferentes.

Si has contestado mayoritariamente con la A, eres un tipo vata aireado, y ahora que lo sabes, vuelve a todas las preguntas de este cuestionario y mira de nuevo cada una de las descripciones de la respuesta de la opción A, que describen todos los tipos vata.

A continuación, puede hacer lo mismo con las respuestas de pitta y kapha si sus respuestas fueron mayoritariamente B, que describen los tipos pitta, o mayoritariamente C, que describen los tipos kapha.

Doshas duales

A medida que examina sus respuestas para averiguar su dosha dominante, pronto notará que hay un segundo tipo de energía que aparece entre sus respuestas. Es muy común encontrar que eres un tipo de dosha dual y en los próximos capítulos, exploraremos más sobre lo que esto significa para ti.

Por ahora, elige los perfiles de dosha que se revelan en tus respuestas al cuestionario:

- Vata
- Pitta
- Kapha
- Vata-Pitta
- Vata-Kapha
- Pitta-Vata
- Pitta-Kapha
- Kapha-Vata
- Kapha-Pitta

Ahora que entiendes el funcionamiento de este sistema, te resultará fácil y divertido comprobar si también puedes calcular los doshas de otras personas. Piensa en tu pareja, en un familiar, en un amigo o incluso en un compañero de trabajo. Tienes suficiente información del cuestionario y de este capítulo para adivinar sus doshas con bastante precisión.

Resumen del capítulo

- Has trabajado poco a poco en este cuestionario de opción múltiple y has descubierto tu dosha o doshas, si tienes un perfil de dosha dual.

- Está listo para empezar a aplicar los principios curativos ayurvédicos en su propia vida.

En el siguiente capítulo, aprenderás todo lo que necesitas saber sobre el dosha Vata (aire).

Capítulo 3: Vata Dosha

El aireado

Los doshas, combinados, determinan todos los procesos biológicos y psicológicos que tienen lugar en tu vida, lo que significa que todos responden no sólo a tus acciones sino también a tus pensamientos. Por lo tanto, el gran objetivo de la curación ayurvédica es tomar medidas para reequilibrar tus doshas, de modo que, si vuelves a nuestro cuestionario en el capítulo dos, tendrías una distribución bastante uniforme de respuestas A, B y C, lo que indicaría que eres un tipo vata-pitta-kapha armoniosamente saludable.

Puedes pensar que los doshas, los tres, son muy sensibles a todo lo que te ocurre, incluso a lo que comes, y como todos tenemos que sortear lo que la vida nos depara, los doshas rara vez se equilibran de esta manera sin mucho trabajo y compromiso para lograr ese objetivo. Lo más probable es que actualmente tengas un dosha que domina y probablemente un segundo que también es más influyente.

El ayurveda, como sistema, trabaja para eliminar las toxinas del cuerpo, reducir cualquier síntoma que pueda estar sufriendo, y apoyar tanto su salud mental como su bienestar espiritual para que pueda vivir una vida feliz, saludable y armoniosa en el cuerpo que se le ha dado. Pero los consejos para cada dosha son muy diferentes, así que veamos cómo un tipo vata puede trabajar para conseguir una salud óptima.

Cómo se ve

El vata dosha es la energía que nos mantiene en movimiento. Interviene en todos los procesos que nos mantienen vivos, incluyendo la respiración y el pensamiento, y apoya a los otros dos doshas. Estas son las principales cualidades de vata:

- Móviles
- Sutil
- Frío
- Ligereza
- Rough
- Seco

Una vez que tenemos estas palabras clave vata, podemos pensar en cómo la energía vata puede revelarse en tu vida diaria. La ligereza puede significar una ligereza del cuerpo o del sueño.

El frío será una aversión a los climas fríos, y la movilidad será una mente rápida con un montón de ideas que cambian constantemente.

La rudeza puede aplicarse a algunos rasgos físicos, como la piel, el pelo y las uñas.

La sutileza se aplica a la expresión creativa y al talento artístico.

¿Ves cómo ya, con unas pocas palabras clave, podemos imaginarnos a una persona completa: alguien que se mueve rápido y habla rápido?

Quizás sin que te des cuenta, nuestro cuestionario del capítulo dos reveló muchos de los signos reveladores de un tipo de dosha vata, pero volvamos a revisar algunas de esas características clave para ver cómo se manifiestan en la realidad.

El tipo vata dosha es un hablador rápido, que no puede quedarse quieto ni un minuto. Siempre están en movimiento, pueden tener cambios de humor rápidos, tienen mucha energía nerviosa y cambian de opinión con facilidad. Pueden empezar un proyecto con gran entusiasmo, pero les cuesta seguirlo y terminarlo, y son propensos al agotamiento.

Esta debería ser una descripción justa de ti si has respondido mayoritariamente con un 10 en el cuestionario, o puede que estés leyendo este capítulo porque describe a alguien que conoces y te importa, quizás una pareja o un familiar.

Sin embargo, recuerda que los doshas están siempre en un estado de flujo, por lo que la dominancia puede cambiar y alternar entre las tres energías, dependiendo de lo que esté sucediendo en tu vida; vale la pena que aprendas sobre los tres doshas porque puedes reconocer elementos de los tres en ti mismo durante una etapa u otra de tu vida.

Lo que te gusta

Además de observar tus características físicas, el Ayurveda investigará lo que te gusta hacer con tu tiempo, y aquí hay una lista de algunos de los gustos favoritos del tipo vata:

- Climas cálidos y tropicales
- Viajando
- Compras
- Esfuerzos artísticos
- Socialización

Lo que necesita

Si sufre ansiedad o depresión, falta de energía, dolores musculares y rigidez, significa que su energía vata está desequilibrada. Lo mismo ocurre si te falta confianza en ti mismo, tienes problemas de digestión o sufres de insomnio.

Puede haber perdido peso y estar luchando por recuperarlo, y si es mujer, su ciclo menstrual puede ser corto e irregular. Es posible que haya disminuido su apetito y que, cuando coma, se queje de exceso de gases y de hinchazón.

Si algo de lo anterior se aplica, su energía vata necesita ser calmada.

Vata es muy sensible y puede verse desequilibrado por el estrés y los trastornos cotidianos. Es posible que sufras dolores de cabeza por tensión y te preguntes por qué te sientes tan emocionado que te desbordas a la menor provocación o te echas a llorar sin motivo alguno.

Todos estos son signos tempranos de desequilibrio vata, y aunque todos ellos son síntomas desafiantes, la buena noticia es que hay algunas cosas sencillas que hacer y no hacer para aquellos con energía vata dominante que comenzarán inmediatamente a calmar esa energía alterada y le ayudarán a recuperar su salud y bienestar.

Los Vata Do's

A continuación, se presentan algunos cambios sencillos en el estilo de vida que puedes hacer para reequilibrar el vata dosha. Es importante que no te sientas abrumado, o no querrás hacer ninguno de estos cambios. Recuérdate a ti mismo, un paso a la vez. Hacer un cambio es mejor que no hacer ninguno, y puedes integrar poco a poco, a tu propio ritmo, más de estas opciones saludables y reequilibradoras de vata en tu vida diaria.

Rutinas de sueño: Establece una rutina regular para ir a la cama y cúmplela. Asegúrate de estar en la cama antes de las 10 de la noche y confía en que, a medida que te esfuerces por reequilibrar tu vata dosha cambiando lo que comes y otras opciones de estilo de vida, el insomnio empezará a remitir y el sueño volverá de forma natural.

Elección de alimentos: La forma de comer es tan importante como lo que comemos, así que el consejo clave para los tipos vata es ir más despacio y dejar de saltarse las comidas. Tu sistema digestivo es el más sensible de los tres tipos de dosha, así que tu primer paso debería ser dedicar tiempo a disfrutar de comidas tranquilas y sin prisas que se adapten a tu dosha.

Intenta concentrarte en comer con atención, lo que significa prestar atención al acto de comer, a lo que te metes en la boca, a su sabor, al acto de masticar y tragar, y a la noción de que estás comiendo para nutrir tu cuerpo, para mantenerte fuerte y para calmar tu energía vata, que de otro modo sería distraída y huidiza.

El control de las porciones también es importante, ya que puede sentir un hambre voraz para luego sentirse lleno e incapaz de comer más después de unos pocos bocados. Puedes evitarlo sirviendo comidas más pequeñas y comiendo más cantidad.

También le irá mejor comiendo comidas calientes y bien cocinadas que sean fáciles de digerir, ya que éstas funcionan para contrarrestar la característica "fría" de su tipo de dosha. Así que, por ejemplo, si sale a comer fuera, elija un entrante de sopa en lugar de un plato frío de ensalada.

Lo seco es otra de tus palabras clave vata, así que cuando se trata de elegir alimentos, escoge lo contrario a los alimentos secos. Elige leche entera, y si quieres comer frutos secos, tuéstalos primero para que suelten los aceites.

A estas alturas, puedes empezar a ver cómo funciona el enfoque ayurvédico para identificar primero tu dosha dominante. A continuación, examina la palabra clave y los rasgos de carácter que definen ese dosha y piensa en las opciones de alimentación y estilo de vida que funcionan para equilibrar ese rasgo.

El frío y la sequedad son palabras clave para ti, así que el primer paso es tratar de elegir alimentos calientes y húmedos, y el segundo paso es tratar de limitar o evitar los alimentos fríos y secos.

A la hora de elegir la dieta, elija o aumente la ingesta de lo siguiente:

- Sopas
- Una olla, incluyendo pollo y pescado blanco
- Postres calientes
- Té de hierbas
- Vino tinto (con moderación)
- Agua tibia con limón fresco
- Quesos blandos
- Frutas guisadas
- Verduras cocidas
- Arroz y fideos blandos

Lo que no se debe hacer en Vata

Hay una larga lista de alimentos que actúan en el cuerpo para agravar un desequilibrio vata, por lo que sólo con eliminar estos de tu dieta, empezarás a sentirte más equilibrado, menos ansioso y más capaz de hacer frente a la vida cotidiana.

Evite o al menos limite su consumo de lo siguiente

- Té negro
- Café
- Alcohol
- Patatas fritas
- Carne roja
- Frijoles
- Panes con levadura
- Ensaladas
- Azúcar blanco refinado
- Manzanas

Ésta es sólo una lista de diez alimentos y bebidas cotidianos que se sabe que empeoran el desequilibrio energético vata. Puedes buscar en Internet para encontrar más y hacer tu propia lista completa, o incluso mejor, una vez que le cojas el tranquillo a controlar el impacto de un alimento o estilo de vida en cómo te sientes, empieza a recopilar tu propia lista.

Fumar también puede exacerbar un desequilibrio vata, así que, si sabes que puedes dejar de fumar usando sólo la fuerza de voluntad, hazlo, y si no, pide ayuda y apoyo a tu médico u otros asesores de salud. Tu cuerpo te lo agradecerá y tu energía será menos errática y desenfocada, ambos signos de un desequilibrio vata.

Tarea ayurvédica de bricolaje

Ahora que entiende cómo pensar como un sanador ayurvédico, haga una lista de los alimentos que ha comido en las últimas veinticuatro horas y márquelos como algo que debe o no debe hacer. Mientras hace esto, piense en cómo se ha sentido después de comer uno de esos alimentos o comidas. Por ejemplo, si has comido una ensalada de verano, ¿te has levantado de la mesa sintiéndote tranquilo y saciado, o has sentido tu energía un poco dispersa y sin fundamento?

Consejo: A los tipos Vata les disgusta el frío, y eso se extiende al frío de una ensalada. Te habrías sentido mejor después de la comida si hubieras elegido fideos blandos en caldo.

Cuidar y alimentar a los demás

De los tres doshas, el vata es el que más necesita alimentarse. No te gusta el frío, así que intenta crear un entorno cálido y acogedor para ti en tu casa y cuando salgas de ella. Abrígate contra los elementos si vives en un clima más frío, y asegúrate de utilizar tejidos suaves y reconfortantes que te hagan sentir protegido y cuidado. Crea un entorno doméstico que ofrezca el mismo apoyo suave y nutritivo. Ponga música relajante y haga todo lo que se le ocurra para introducir un elemento de calma en su vida.

Puedes usar colores cálidos, que tendrán un efecto similar de calentamiento, y pasar tiempo con los tipos pitta (fuego) y kapha (calmante), que también te ayudarán a sentirte menos "aéreo" y sin conexión a tierra.

Practica el yoga para ayudarte a sentirte más conectado a la tierra, para ralentizarte y ayudarte a sentirte calmado, e intenta mantener una rutina con tus horarios de comida, hora de acostarte, ejercicio y franjas de trabajo.

Tipos de Vata-Pitta

Si eres vata-pitta, tendrás la complexión delgada y *ligera* de un tipo vata, pero la mayor resistencia de pitta ardiente a tu entorno y a las tensiones cotidianas. Tu digestión será más fuerte que la de vata solo, y también estarás más conectado a la tierra, gracias a la influencia de pitta.

Tipos Vata-Kapha

De nuevo, es posible que sigas teniendo la complexión delgada de vata, pero que te beneficies de la influencia más calmada y con más fundamento de kapha. Estos doshas son polos opuestos, por lo que puede ser un reto integrar los dos; a veces puedes sentirte un poco Jekyll y Hyde, porque, aunque vata es dominante, kapha es un dosha más pesado que puede ralentizarte. Por otro lado, como vata aéreo, la ralentización puede ser justo lo que el médico ha recetado.

En muchos sentidos, aprender sobre la curación ayurvédica es como convertirse en un detective de la salud y el bienestar en su propia vida porque en el núcleo de este sistema se encuentra el principio de que usted es la manifestación viva de todo lo que está eligiendo, pensando y haciendo, minuto a minuto y día a día.

La buena noticia es que es usted quien tiene la capacidad de realizar los cambios que le ayudarán a conseguir una salud y un bienestar óptimos y sostenibles.

Pero no tiene que confiar en nuestra palabra: pruébelo, lleve un diario y compruebe lo diferente que empieza a sentirse incluso al cabo de poco tiempo, como una semana.

<u>Resumen del capítulo</u>

- En este capítulo, conocimos al Aireado, que es el tipo dominante vata-dosha.

- Si eres vata, ahora conoces tus rasgos físicos y de carácter más importantes.

- Has aprendido los alimentos que debes consumir y las actividades que puedes realizar para evitar que tu energía vata se desequilibre, se dispare o, por el contrario, se agote.

En el próximo capítulo, aprenderás sobre El Ardiente.

Capítulo 4: Pitta Dosha

El Ardiente

Pitta es el dosha ardiente que gobierna tu impulso y determinación. Se expresa en forma de calor en el cuerpo, da a la piel un tono brillante y determina cuándo se tiene hambre y sed. Los Pitta sudan mucho y con facilidad, sobre todo cuando hacen ejercicio, y no les gusta el calor ni las vacaciones en playas tropicales.

Cuando un dosha se desequilibra, puede agravarse y, por tanto, ser más intenso, o simplemente agotarse. En el primer caso, se obtienen más rasgos de ese dosha y, por el contrario, en el segundo su influencia disminuye y se reduce.

La idea de convertirse en un detective de la salud y el bienestar es acertada, porque hay que averiguar cuándo hay un desequilibrio, cuál es y qué lo ha causado, para poder empezar a restablecer el equilibrio mediante la dieta, el ejercicio y la meditación.

Cuando la energía pitta está equilibrada, aporta una gran claridad de pensamiento junto con el impulso y la ambición para hacer el trabajo, pero como ocurre con los tres doshas, su tipo dominante significará que se siente atraído por aquellos alimentos que comparten la misma cualidad -en el caso de pitta, ardiente y picante-.

Cuando está equilibrada, la persona pitta es decidida y organizada y es un placer estar con ella, pero cuando el dosha está desequilibrado, puede volverse de mal genio e irritable, de lengua afilada e incluso agresiva. Pueden ser tan críticos consigo mismos como con los demás, pero eso no suaviza el golpe cuando te tienen en el punto de mira.

Cómo se ve

Una vez más, teníamos algunas pistas de las respuestas B en el cuestionario del capítulo dos, ya que todos estos eran rasgos, cualidades y características que describen el tipo pitta ardiente.

Otros atributos físicos son el pelo fino, la piel delicada, que puede ser propensa a las pecas, y una complexión media y bien proporcionada.

Estas son las palabras clave que revelan un dosha dominante de pitta:

- Caliente
- Penetración
- Aceitoso
- Maloliente
- Ligereza
- Fluido

Podemos elegir dos o tres de estas palabras clave y ver fácilmente cómo se desarrolla este rasgo en el tipo pitta dominante. Tomemos el calor como una opción obvia, ya que, en una habitación cálida llena de gente, los pitta dominantes serán los primeros en mostrar signos de incomodidad, incluyendo una fuerte sudoración.

A los tipos pitta les gusta hacer el trabajo y tienen un intelecto penetrante a su disposición, además del impulso para completar tareas y retos difíciles. La piel suave de un tipo pitta indica una epidermis bien lubricada o la capa externa de la piel, por lo que las arrugas y otros signos de envejecimiento son menos evidentes en los tipos pitta que, por ejemplo, en los vata.

El mal olor habla por sí mismo. Los tipos Pitta sufren de sudoración excesiva cuando están en un lugar caluroso, pero también pueden sufrir de mal aliento y mal olor corporal.

La cualidad del dosha que comparten con vata es la de la ligereza, lo que significa que, aunque pueden comer carne, por ejemplo, estarán mejor con el pollo y el pescado porque las carnes rojas son demasiado pesadas para ellos.

Pitta, como energía, también se ocupa de sus respuestas emocionales más felices, incluyendo la alegría y la risa, por lo que cuando pitta se desequilibra, la vida puede parecer un poco menos divertida y un poco más deprimente.

Lo que te gusta

- Estar ocupado (¡y mandón!)
- Condiciones bien ventiladas y aireadas
- Alimentos picantes y salados
- Ejercicio de alta energía
- Ser el centro de atención

Lo que necesita

Los tipos pitta equilibrados son estupendos; son cálidos y amables, buena compañía, reflexivos, inteligentes y líderes naturales. Sin embargo, si están desequilibrados, la cosa cambia. Pueden irritarse con facilidad, un rasgo que se manifiesta como una queja de salud física porque los tipos pitta son propensos a todo tipo de irritaciones e inflamaciones cutáneas y digestivas. Si, por ejemplo, has sufrido herpes labial, conjuntivitis, eczema o síndrome del intestino irritable (SII), es muy probable que pitta sea tu dosha dominante.

Una vez más, aplicamos la regla de los opuestos para identificar qué necesitarás. Si el impulso es estar siempre ocupado, la relajación va a ser importante, y tal vez, tomar una técnica calmante, como la meditación, con el fin de reducir la velocidad y permitir que las ardientes llamas de pitta se apaguen un poco.

Las opciones de enfriamiento, ya sea en la comida o en el ambiente, son importantes para los tipos pitta, así que, si aún no tienes uno, invierte en un ventilador independiente que puedas tener en tu casa e incluso con el que puedas viajar si estás planeando unas vacaciones al sol en algún lugar sin aire acondicionado, de lo contrario lo odiarás, suplicarás que te dejen volver a casa antes de tiempo y terminarás estropeando el viaje para todos.

Cuando se trata de equilibrar los doshas, la regla de oro del Ayurveda es que *lo que es igual aumenta lo que es igual*, así que, si quieres reducir el fuego pitta, tienes que mantenerte alejado del sol y de las actividades que aumenten la temperatura del cuerpo. Eso significa que el ejercicio de alta intensidad no es adecuado para ti, y que sería mejor que nadaras y caminaras por los senderos para mantenerte en forma.

Los Pitta Do's

Rutinas de sueño: A Pitta le encanta quedarse despierto la mitad de la noche viendo la televisión y a menudo se va a la cama a altas horas de la madrugada, incluso en una noche de colegio. Esto no favorece un dosha equilibrado, así que pon la alarma a las 10 de la noche y asegúrate de estar al menos en la cama para entonces, aunque estés leyendo y no estés durmiendo. Apaga los dispositivos que te activan, para que puedas tener un tiempo de inactividad y dar un descanso a tu ardiente intelecto antes de dormir. Tu cuerpo te lo agradecerá. Tu dosha te lo agradecerá.

Elección de alimentos: Puede parecer contradictorio, pero, de nuevo, si se te antoja un alimento o una sensación de sabor en particular, acostúmbrate a limitar la ingesta de ese alimento o bebida y a elegir lo contrario.

Sabemos que a los pitta les encanta la sal, así que el primer cambio para ellos es de lo salado a lo dulce. Puede que no te guste la idea de cocinar los alimentos sin la acción potenciadora del sabor de la sal, pero puedes utilizar otras hierbas y especias para compensar y que no pongan a tu pitta en sobrecarga.

Alimentos refrescantes para Pitta

- Merienda de frutas dulces de temporada
- Granos saludables
- Hortalizas de raíz
- Chocolate negro
- Menta
- Alimentos a base de coco
- Ensaladas frescas
- Alimentos astringentes, como los frutos secos y las semillas
- Legumbres
- Manzanas

Las personas de tipo Pitta también deben evitar exacerbar su desequilibrio sumergiéndose en largos baños calientes o duchándose con agua caliente. En lugar de ello, pon la temperatura del agua en tibia, que es más refrescante para ti, y después de bañarte o ducharte, utiliza un aceite refrescante, como el de coco o el de aloe vera, para mantener la temperatura de tu piel fresca y refrescada.

Lo que no debe hacer Pitta

Como regla general, la característica que define a tu dosha revelará mucho sobre los alimentos que te gustan y hacia los que te inclinas naturalmente. Por lo tanto, cuando se trata de pitta, piensa en lo ardiente y en lo picante. Desgraciadamente, lo que nos gusta no siempre es lo que necesitamos, y ésta es una regla definitiva en la curación ayurvédica, que reconoce que *lo que es similar atrae a lo que es similar* y que necesitamos romper este patrón.

Si el pitta es su dosha dominante, intente limitar o evitar los siguientes alimentos si puede:

- Alimentos salados o agrios
- Exceso de alcohol
- Té negro
- Café
- Curry caliente
- Frituras
- Alimentos procesados
- Alimentos picantes, incluida la cebolla
- Carnes rojas
- Quesos duros

Tarea ayurvédica de bricolaje

Haz una lista de los alimentos que has comido en las últimas veinticuatro horas y márcalos como algo que debes o no debes hacer. Mientras haces esto, piensa en cómo te has sentido después de comer uno de esos alimentos o comidas. Por ejemplo, si has comido una ensalada de verduras crudas, ¿te has levantado de la mesa sintiéndote nutrido y saciado o con la energía un poco alterada?

Consejo: Para los tipos de pitta que tienen una fuerte energía de fuego digestivo, las ensaladas crudas son una excelente opción, al igual que comer al mediodía, cuando su hambre será más intensa.

Cuidar y alimentar a los demás

Dos de las palabras clave que describen lo que más necesita Pitta para mantener su ardiente energía bajo control son calma y frialdad, así que si quieres asegurarte de que le das a tu cuerpo, mente y alma lo que necesitan para mantenerse felices y sanos, ten en cuenta estas palabras clave.

La meditación, por ejemplo, y cualquier otra práctica regular de relajación le harán mucho bien, al igual que la música relajante y un entorno doméstico tranquilo.

Intenta evitar las multitudes ruidosas y los lugares bulliciosos; puede que te apetezca la emoción, pero lo que necesitas es el entorno opuesto. Evita el estrés y el drama siempre que puedas y procura pasar tu tiempo con personas kapha tranquilas, que te ayuden a no avivar las llamas de tu ardiente energía pitta.

Tipos de Pitta-Vata

La influencia de vata en este tipo de dosha dual puede manifestarse en dolencias digestivas que normalmente no son típicas de los tipos pitta ardientes, pero la energía aérea de vata también puede introducir una vena creativa inesperadamente fuerte y una fuerte necesidad de autoexpresión a través de algún esfuerzo artístico.

Tipos Pitta-Kapha

Con el Ayurveda, tenemos que mirar a la persona en su totalidad para encontrar las pistas que revelan el perfil del dosha. Un tipo pitta-kapha tendrá un enfoque más relajado de la vida, que es la influencia de la energía kapha terrestre y fría que se manifiesta. Otros indicios de este dosha dual son la tendencia a engordar, que no se daría en un tipo pitta si no hubiera una influencia kapha.

<u>Resumen del capítulo</u>

- En este capítulo, conocimos al Ardiente, que es el tipo dominante pitta-dosha.

- Si eres pitta, ya conoces tus rasgos físicos y de carácter más importantes.

- Has aprendido los alimentos que debes consumir y las actividades que puedes realizar para evitar que tu energía pitta se desequilibre, se dispare o, por el contrario, se agote.

En el próximo capítulo, aprenderás sobre el terrícola.

Capítulo 5: Kapha Dosha

El terrícola

Bienvenido al mundo del más relajado de los tres tipos de dosha. Esta es la persona que es tan relajada que puede ser tentador preguntarse cómo consigue hacer algo. Su lugar favorito es la cama, o el sofá, con una nueva serie en Netflix preparada para un atracón.

Si los tipos kapha tuvieran un lema sería: "¿Por qué preocuparse?". Así que, si quieres relajarte y pasar el rato con alguien que no tiene el concepto de estrés, elige una pareja o amigos kapha.

Los kapha hacen grandes amigos, muestran una enorme lealtad y compasión, y son los más indulgentes de los tres tipos de doshas. Cuando su energía kapha está equilibrada, son buena compañía y grandes conversadores.

Según la tradición ayurvédica, es la energía kapha la que da forma y sustancia a tu cuerpo, y sin ella no tendrías estructura ni crecimiento porque es la energía que gobierna los huesos, los músculos y los fluidos del cuerpo para darles forma y movilidad.

Cómo se ve

De los tres doshas, las personas con dosha dominante son las más fáciles de detectar porque su aspecto físico y su constitución son pesados. Busca a alguien con una estructura física sólida, huesos fuertes, piel suave y pelo grueso y ondulado.

Kapha es también el más estable y arraigado de los tres doshas, por lo que, afortunadamente para ti, eres menos propenso a las enfermedades y dolencias que los otros doshas. Dicho esto, cuando la energía kapha está desequilibrada, se es propenso a ganar peso, lo que puede acarrear sus propios problemas de salud, y a la rigidez de las articulaciones causada por un estilo de vida sedentario y poco interés en mover el cuerpo para estar en forma.

Estas son las palabras clave que revelan un dosha dominante de pitta:

- Pesadez
- Grasa
- Suavidad
- Suave
- Lento
- Genial

Cuando tenemos una lista de palabras clave que describen un tipo de dosha, también tenemos nuestras pistas sobre lo que va a ser importante en términos de las opciones que ayudarán a mantener esta energía equilibrada, y como sabemos ahora de nuestros perfiles de los otros doshas, la regla general es buscar lo contrario y evitar cualquier cosa que exagere estas cualidades.

Los tipos de Kapha desprenden una cualidad de pesadez, por lo que deben evitar hacer cualquier cosa que haga que sus cuerpos se sientan aún más pesados. Esto incluye cosas como evitar el ejercicio y los atracones.

Si pasas demasiado tiempo en compañía de una persona con predominio de kapha, es posible que sientas la necesidad de sacudirla y rogarle que deje de ir como un sonámbulo por la vida. Este es el elemento de lentitud que puede hacer que parezca que no están comprometidos. Lo están, pero lo hacen todo a un ritmo más lento, y eso incluye caminar, hablar y aprender.

La suavidad es otra cualidad de kapha, y esto también se traduce en las relaciones. Kapha odia los conflictos y suele ser una presencia calmante y mediadora que vierte aceite sobre las aguas turbulentas, pero esto puede significar que la gente se aproveche de ellos, así que asegúrate de mantener tus límites y no permitir que la gente te pisotee.

Lo que te gusta

- Dormir
- Siesta
- Descansando
- Escalofriante
- Vagabundeando
- Coma
- Repita

Sé que estamos insistiendo mucho, pero esto es realmente kapha, y si se le da la opción, se irá directamente a la cama y a una siesta cada vez que pueda. Reconoce que las horas que pasas durmiendo durante el día o después del despertador son horas perdidas. No necesitas el sueño extra, y estás preparando el camino para un estilo de vida perezoso que traerá consecuencias cuanto más envejezcas.

Es posible que estés tan relajado que hayas permitido que el entorno de tu casa se vuelva desordenado con montones de revistas o libros acumulados en las superficies o en el suelo. Esta es otra alerta de estancamiento y puede ser un reflejo del propio tipo de energía kapha de movimiento lento.

Lo que necesita

Lo que los kaphas necesitan más que nada es moverse, moverse, moverse, que es, por supuesto, lo último que quieren hacer. Pero es realmente importante que no dejes que esta energía se estanque, o será cada vez más difícil levantarse del sofá.

Incluso si haces pequeños cambios, como dar un pequeño paseo después de la comida principal del día y obligarte a subir las escaleras en lugar de coger el ascensor, te ayudará.

Tanto los tipos Vata como los Pitta saben que la variedad es la sal de la vida y que una gran parte de estar sano es mantenerse comprometido, estimulado y ocupado, por lo que si bien es cierto que nunca te convertirás en la abeja ocupada que caracteriza a un dosha vata, definitivamente podrías acelerar el ritmo y elegir la acción sobre la inacción más a menudo.

Sea cual sea nuestro tipo de energía, los comportamientos de otras personas pueden contagiarnos, así que, si eres una persona kapha, introduce algunos pittas y algunos vatas en tu vida y comprueba cómo su enfoque de la vida, tan dinámico, puede inspirarte a hacer más y pensar menos.

Kapha Do's

Rutinas de sueño: Dado que la cama es tu lugar favorito, no tendrás problemas para conciliar el sueño o permanecer dormido. De hecho, te gusta tanto dormir que estás deseando que llegue la hora de acostarte y temes que te despierten por las mañanas. Tu reto es intentar limitar tu patrón de sueño a sólo siete u ocho horas por noche y evitar las siestas durante el día.

Elección de alimentos: Te gusta la comida, pero puede que la utilices como apoyo emocional cuando te sientas ansioso o deprimido por algo. Es entonces cuando buscará la lata de galletas. La comida sin sentido puede ser tu respuesta emocional a los desafíos, pero esto sólo sirve para hacer tu cuerpo más pesado. De los tres tipos de dosha, el tuyo es el que más se beneficiará de la alimentación consciente y del ayuno cuidadoso, que puede ayudar a reiniciar un sistema digestivo que puede haberse vuelto lento debido a la sobreindulgencia, incluyendo aperitivos nocturnos y comida para llevar.

Alimentos energizantes para Kapha

Tendrás que tener cuidado con la elección de los alimentos y el control de las porciones si quieres mantener tu energía kapha bajo control y evitar que te frene. La curación ayurvédica trabaja con el cuerpo utilizando la dieta y la elección de alimentos para ayudar a reequilibrar los doshas, así que aquí están algunos de los alimentos que harán esta importante tarea para las personas con kapha dominante:

- Alimentos calientes, como sopas y caldos
- Cocinas ligeras pero picantes, como los platos tailandeses o indios
- Consumo moderado de vino tinto
- Frutas
- Granos
- Lentejas
- Huevos
- Pollo
- Té de hierbas
- Col rizada y otras verduras de hoja verde

Puedes ver que el factor clave en estas elecciones de alimentos es la ligereza por encima de la pesadez, de modo que, aunque puedes disfrutar de un curry picante, por ejemplo, debe ser uno hecho con pollo y verduras y no con cordero y crema.

Tu cuerpo ya conoce los alimentos que te hacen sentir pesado y los que te hacen sentir nutrido, pero más ligero, así que escucha tu intuición.

Lo que no debe hacer Kapha

Para ti, el gran no es sólo lo que comes, sino cuánto comes, así que no sirvas tus comidas en platos supergrandes y luego vuelvas a por más. Controla el tamaño de las porciones y confía en que una porción modesta será suficiente para mantenerte hasta la siguiente comida.

Si no hace nada más para contrarrestar la pesadez del dosha kapha, abandone los postres y entrénese para terminar una comida con un té de hierbas en lugar de un tazón de helado.

Estos son algunos de los alimentos clave que deberías limitar o evitar si quieres mantener tu energía kapha equilibrada y bajo control:

- Granos de almidón, arroz y trigo
- Panes con levadura
- Carnes rojas
- Crema espesa
- Pasta
- Quesos grasos
- Aguacate
- Harina blanca
- Avena cocida
- Frutos secos y semillas oleaginosas

Tarea ayurvédica de bricolaje

Vas a salir a cenar con tus amigos, ya has consultado el menú en Internet y has elegido tus platos para equilibrar kapha. Califica las tres opciones de comida que aparecen a continuación en orden de mejor a peor para equilibrar la energía kapha. Ve al final de este capítulo para obtener la respuesta.

A) Filete de bacalao a la parrilla con lentejas y zanahorias al vapor, seguido de un té de menta

B) Bistec con patatas fritas, seguido de una bola doble de helado de chocolate doble

C) Sopa de champiñones, pechuga de pollo con crema de patatas y una tarta de limón

Cuidar y alimentar a los demás

Mientras que el consejo para los otros doshas es ir más despacio o calmarse, el consejo para ti es lo contrario, porque necesitas encontrar tu energía y ponerte en marcha, y conseguir una energía más rápida y ardiente en tu vida. Puedes empezar por deshacerte de los aburridos jerséis de color marrón que tienes en tu armario e introducir en su lugar azules, verdes y amarillos brillantes.

Salga al aire libre y tome el sol siempre que pueda para ayudar a contrarrestar la cualidad fría de su energía kapha. Tómate unas vacaciones al sol cuando viajes, prueba con saunas regulares para calentar tu constitución kapha y hacer que tu energía se mueva, y cuando suene la música, ¡baila toda la noche!

Tipos Kapha-Vata

La fluctuación del peso puede ser un problema con este tipo de dosha dual, lo que se debe a la influencia de kapha, pero en su mayor parte, estos doshas se equilibran muy bien con la ligereza y los movimientos rápidos de vata que modifican la pesadez de kapha. Físicamente, la complexión de un tipo kapha-vata tenderá a la robustez de kapha más que a la esbeltez de una persona con predominio de vata.

Tipos Kapha-Pitta

Una vez más, el equilibrio entre estos doshas puede ser beneficioso porque la agudeza de pitta puede moderar la lentitud de kapha, pero de nuevo, el mantenimiento del peso puede ser un problema, lo que no ocurriría si el dosha fuera sólo pitta. La frialdad de kapha reduce el calor ardiente de pitta, y la naturaleza fácil de kapha puede calmar el temperamento ardiente de una personalidad pitta.

Tarea ayurvédica DIY Respuesta: A es la mejor comida para equilibrar Kapha, y B es la peor. C va en la dirección correcta, pero las patatas cremosas y la tarta de limón hacen que la comida sea mucho más pesada y una mala elección para equilibrar la energía kapha.

<u>**Resumen del capítulo**</u>

- En este capítulo, conocimos al terrícola, que es el tipo dominante kapha-dosha.

- Si eres kapha, ahora conoces tus rasgos físicos y de carácter más importantes.

- También has aprendido los alimentos que debes consumir y las actividades que puedes realizar para evitar que tu energía kapha se desequilibre, que se dispare o que, por el contrario, se agote.

En el último capítulo, aprenderá más sobre el arte ayurvédico de equilibrar sus doshas.

Capítulo 6: El equilibrio de los doshas

Lo semejante aumenta lo semejante, pero los opuestos se equilibran

En los capítulos anteriores, hemos visto cómo esta creencia central apuntala el sistema ayurvédico de curación y nos dirige a elegir lo contrario de nuestras preferencias instintivas de alimentos, actividades e incluso vacaciones para mantener un dosha dominante en equilibrio.

Hemos visto cómo podemos utilizar el mismo principio rector para crear un entorno doméstico que apoye nuestros esfuerzos por equilibrar el dosha e incluso elegir ropa de colores que refleje lo que necesitamos para contrarrestar las características de nuestro dosha.

Pero estos son sólo los pasos iniciales de la curación ayurvédica, que se basa en muchas disciplinas para apoyar nuestra salud y bienestar, incluyendo el yoga y la meditación. En este capítulo, veremos algunas posturas de yoga sencillas que trabajan específicamente con cada dosha y pensaremos en qué tipo de meditación puede ayudar a reequilibrar las energías vata, pitta y kapha, también.

Por último, consideraremos las *gunas*, que son tres cualidades o características emocionales y espirituales más definidas que nos ayudan a formar una comprensión clave sobre nuestra propia salud y curación cuando elegimos el camino ayurvédico.

El equilibrio de Vata

Aquí hay dos sencillas posturas de yoga (asanas) que ayudarán a reequilibrar la energía vata en el cuerpo. No te preocupes si nunca has hecho yoga antes, estas sencillas asanas no te harán ningún daño; ayudarán a calmar cualquier agitación o ansiedad subyacente causada por las energías vata aéreas.

Asanas de yoga sencillas para Vata Dosha

(1) Balasana - Postura del niño

Esta es la postura de yoga más tranquilizadora que puedes hacer, y es maravillosa para los tipos vata.
Si tienes una esterilla de yoga, úsala, y si no, utiliza una toalla limpia y practica siempre con los pies descalzos.

- Arrodíllate sobre la esterilla o la toalla e inclínate lentamente hacia delante desde la mitad del torso para que tu frente descanse suavemente en el suelo.

- Deja que la cabeza descanse y los brazos se relajen a lo largo de los lados del cuerpo y que el trasero descanse sobre la parte posterior de las piernas.

- Cierra los ojos y concéntrate únicamente en tu respiración, que se ralentizará a medida que te relajes en esta postura.

- Piensa en la forma suave y tranquilizadora con la que hablarías y tratarías a un niño pequeño. La postura del niño recrea esa misma energía suave, calmante y tranquilizadora en el cuerpo.

(2)   Tadasana - Postura del Árbol

La Postura del Árbol ayuda a mejorar el equilibrio pero también trabaja en el centro de energía de la raíz o chakra, que se conoce como muladhara. No se trata de un órgano físico, sino de un foco de energía que, cuando está equilibrado, nos ayuda a mantener los pies en la tierra, por lo que es una postura importante para los tipos vata, cuya energía aérea puede hacer que se sientan desarraigados y fuera de control.

- Esta postura te ayudará a enraizar tu energía vata y te hará sentir erguido y fuerte. Estira toda la columna vertebral y, una vez que la domines con los ojos abiertos, puedes probarla con los ojos cerrados.

- Colócate sobre tu esterilla o toalla con los pies separados unos 10 centímetros.

- Intenta sentir las plantas de los pies firmemente plantadas en el suelo.

- Permita que su respiración sea lenta y profunda, y mientras lo hace, relaje los hombros en su posición natural. Asegúrate de que el cuello y la cabeza están rectos.

- Cuando esté listo, junte las manos y entrelace los dedos y las palmas para crear un vínculo estrecho entre las manos.

- Ahora, coloca las manos cerradas sobre tu cabeza.

- Asegúrate de que el peso de tu cuerpo se distribuye uniformemente. Cuando estés preparado, inhala profundamente y levanta ambos brazos por encima de la cabeza, manteniendo los dedos unidos. Los brazos deben rozar la punta de las orejas y ahora deben estar estirados.

- Manténgase firme fijando la mirada en un único punto de la pared que tiene delante; elija un punto de enfoque que esté ligeramente por encima del nivel de la cabeza.

- Cuando estés preparado, inspira y levanta ambos talones y ponte de puntillas. Mientras lo haces, estira, estira, estira los brazos por encima de la cabeza, tan alto como puedas.

- Mantén la respiración y esta posición estirada durante un conteo de tres, luego aumenta hasta cinco e incluso diez a medida que te acostumbras a esta postura.

- Al exhalar, vuelve a bajar los talones al suelo y lleva las manos hacia abajo para que se apoyen en la parte superior de la cabeza.

- Esto cuenta como una ronda, y cuando estés listo, vas a hacerlo todo de nuevo. Intenta llegar, con el tiempo, a diez rondas.

Práctica de meditación Vata - Mejor entre las 14 y las 18 horas

Una práctica de meditación para una persona vata-dominante necesita centrarse en la simplicidad, la tranquilidad y la calma, lo que significa que no hay accesorios de distracción, como velas, música o incienso. Tu mente ya está lo suficientemente ocupada y es propensa a saltar de un tema aireado a otro, y esta sencilla práctica de meditación está diseñada para contrarrestar eso y mantener tus tendencias vata bajo control y equilibradas.

En primer lugar, crea un entorno silencioso, limpio y tranquilo en el que puedas sentarte cómodamente durante diez o veinte minutos cada día para meditar, calmar tu mente y conectarte a tierra. No importa si te sientas con las piernas cruzadas en el suelo o en una silla. Encuentra lo que te resulte más cómodo y, si no puedes dedicar veinte minutos al principio, empieza con cinco y ve aumentando la cantidad poco a poco.

Asegúrate de que no hay distracciones sonoras externas que puedan evitarse; cierra la puerta y ponte frente a una pared en blanco. Dobla las manos sobre el regazo y siéntate lo más silenciosamente que puedas.

Concéntrate: Cierra los ojos y lleva tu conciencia a la respiración. Observa cómo los pulmones se expanden al inspirar y se contraen al espirar. No permitas que otros pensamientos interrumpan esta concentración. Si de repente empiezas a pensar en la colada o en un problema del trabajo, deja pasar ese pensamiento y vuelve a tomar conciencia de tu respiración.

Cuando estés preparado, mantén los ojos cerrados e imagina que hay una rueda giratoria de luz blanca brillante justo en el centro de tu cráneo. Lleva tu conciencia a esta rueda e imagina que puede recoger cualquier pensamiento no deseado que entre en tu mente y convertirlo en luz curativa.

Utiliza esta visualización como una forma de entrenar a tu cerebro para que se mantenga concentrado en una sola cosa: la luz blanca que gira.

Cuando hayas completado el tiempo asignado, mantén los ojos cerrados pero mueve suavemente los dedos de los pies y estira los de las manos para que tu cuerpo vuelva a ser consciente de su fisicidad.

Deja que la imagen de la rueda que gira se desvanezca y vuelve a ser consciente de tu respiración y del ascenso y descenso de tus pulmones al inspirar y espirar.

Observa cómo tu respiración es ahora más lenta que cuando empezaste la meditación y cómo tu mente se siente también mucho más tranquila.

Intenta practicar esta meditación calmante y reequilibradora a diario si puedes.

El equilibrio de Pitta

El pitta ardiente se sentirá naturalmente atraído por las asanas de yoga de alta energía y bombeo de calor que elevan la temperatura del cuerpo y generan mucho sudor, pero recuerde el principio ayurvédico de *lo que aumenta, lo que* significa que vamos a elegir dos asanas calmantes que hacen lo contrario y trabajan para enfriar el cuerpo.

Sabemos, por nuestros perfiles de dosha en el capítulo anterior, que pitta también tiene una tendencia a ser crítico tanto con ellos mismos como con los demás, por lo que estas dos asanas también trabajan para abrir el centro de energía del chakra del corazón, y generar una bondad amorosa en lugar de una queja crítica, lo que a su vez, ayuda a amortiguar el fuego y la furia de pitta.

Asanas sencillas para Pitta Dosha

(1) Pada Hastasana - Postura de flexión hacia delante

Esta flexión hacia delante, de apariencia aparentemente sencilla, ayuda a enfriar el fuego y nos enseña a dejar de centrarnos demasiado en los resultados de las cosas, que es una de las grandes lecciones vitales de los pitta. No puedes esforzarte ni forzarte en esta posición porque te harás daño en la espalda. Hay que dejar que el cuerpo se pliegue hacia delante a su propio ritmo y sólo hasta donde se sienta feliz de llegar.

- Colócate sobre tu esterilla o toalla con los pies juntos, los brazos colgando libremente a los lados y el peso distribuido uniformemente.

- Permita que el cuerpo se relaje.

- Inclínese lentamente hacia delante llevando primero la barbilla hacia el pecho y permitiendo que la cabeza se incline hacia delante.

- Ahora relaja los hombros y deja que la parte superior del cuerpo se pliegue hacia delante, manteniendo los brazos relajados y flácidos a los lados.

- Comienza a doblar la parte superior del cuerpo desde la mitad del tronco y deja que se pliegue hacia delante hasta donde quiera llegar. Imagina que, mientras te relajas en esta flexión, el cuerpo no tiene huesos ni músculos, sino que es todo blando.

- Deja que tu cuerpo se relaje en esta flexión y, si tus manos llegan al suelo, coloca los dedos bajo los dedos de los pies o las palmas de las manos apoyadas en la esterilla o la toalla. Si no llegan, no te preocupes, permanece relajado.

- No tenses ni un solo músculo y, en cambio, deja que la respiración se asiente y el cuerpo se relaje en este pliegue hacia delante.

- Relaje la nuca y, si puede, apoye la frente en la parte delantera de las rodillas.

- Mantenga la parte posterior de las rodillas relajada y evite bloquearlas en su posición.

- Mientras mantiene el pliegue durante el tiempo que le resulte cómodo, deje que toda la espalda se relaje.

- Cuando estés listo para volver a subir, invierte el orden de estos movimientos y vuelve a subir lentamente a la posición vertical.

- Esto cuenta como una ronda.

- Relájese en la posición vertical antes de comenzar otra ronda.

(2)   Saral Dhanurasana - La postura del arco fácil

Esta postura es una curva hacia atrás que sirve para contrarrestar el pliegue hacia delante que acabas de practicar. Se aplican las mismas instrucciones: no fuerces el cuerpo, no te esfuerces y deja que la curva se produzca de forma natural a medida que el cuerpo se relaja en ella.

- Túmbate boca abajo sobre tu esterilla de yoga o toalla con las piernas y los pies juntos y los brazos y las manos descansando a lo largo del cuerpo.

- Dobla las rodillas para elevar la parte inferior de las piernas y los pies en el aire y extiende las manos hacia atrás para sujetar los tobillos.

- Al hacerlo, permita que los talones suban y sobrepasen los glúteos.

- Asegúrate de mantener las rodillas y los muslos en el suelo, y ambos brazos rectos.

- Ahora, apoya la barbilla en la colchoneta o en la toalla, que es la posición inicial de esta postura.

- Cuando estés preparado, tensa ambas piernas y empuja los pies hacia atrás mientras levantas la cabeza y el pecho de la colchoneta. Levántalos lo más alto que puedas.

- Puedes utilizar el movimiento hacia atrás de ambas piernas para levantar la parte superior del torso de la colchoneta. Asegúrate de que utilizas la fuerza de tus piernas y dejas que los músculos de la espalda permanezcan relajados.

- No haga esfuerzos ni utilice la fuerza.

- En la última posición, la cabeza debe estar inclinada hacia atrás. Mantenga esta posición durante una cuenta de cinco, y luego deje que el cuerpo se relaje de nuevo sobre su estómago con la cabeza girada hacia un lado.

- Esto cuenta como una ronda.

Práctica de meditación Pitta - Mejor entre las 10 y las 14 horas

La idea de relajarse es un anatema para los tipos pitta: simplemente no saben lo que significa la palabra *relajarse*, y menos aún cómo alcanzar ese estado de forma consciente. Esto significa que la meditación es, inicialmente, más difícil para ti que para los otros doshas, pero una vez que la dominas, es igual de gratificante y eficaz para reequilibrar tu energía pitta.

Te beneficiarás de utilizar la llama de una vela como foco de tu práctica de meditación. Se trata de una técnica clásica de meditación yóguica llamada "mirada de vela" y es una excelente opción para ti, sobre todo porque la llama es un símbolo de la naturaleza ardiente de la energía que estás trabajando para reequilibrar.

También te resultará más fácil meditar si utilizas un mantra, que es simplemente una palabra o una frase que repites en silencio o en voz alta a lo largo de tu práctica, y como eres propenso al estrés y a la preocupación, elige un mantra que funcione para tranquilizarte. Puede ser algo sencillo, como *"Estoy tranquilo"* o *"Todo va bien en mi mundo"*. Escoge una frase que resuene contigo y te haga sentir bien, y ten en cuenta que puedes cambiar tu mantra en función de tu estado de ánimo y de lo que sientas que necesitas en un día concreto.

Asegúrate de estar sentado cómodamente, ya sea en una silla o en una esterilla de yoga, y de que tu espacio de meditación es tranquilo, limpio y silencioso.

Ya está listo para empezar.

Tu enfoque: Tu enfoque a lo largo de la meditación no será sólo en la llama de la vela, sino también en trabajar para suavizar tu mirada mientras te concentras en ella. Te será más fácil entender lo que esto significa y cómo se siente una vez que comiences tu práctica.

Los tipos   Pitta son perfeccionistas, pero ese deseo de hacer todo perfecto todo el tiempo -un objetivo que no es alcanzable de todos modos- crea tensión en el cuerpo y la mente. Tendrás la tentación de mirar fijamente la llama de la vela como si tu vida dependiera de ella, pero ese no es el objetivo de este ejercicio. Se trata de entrenar a tu cerebro para que mantenga un único foco de atención y permanezca en calma. Una vez que suavices tu mirada, sentirás inmediatamente lo diferente que es este enfoque. Sigues haciendo la misma tarea de mirar la vela, por lo que estás logrando tu objetivo, pero no tienes que ir a por ello con un alto nivel de intensidad. Esta meditación te ofrece una gran lección de vida: puedes lograr tu objetivo sin caer en el frenesí.

Mientras contemplas la llama parpadeante, toma conciencia de tu respiración y del ascenso y descenso de tu pecho al inspirar y volver a espirar. Cuando tu respiración se calme, repite suavemente tu mantra, ya sea en silencio o en voz baja. Vuelve a notar el estímulo de hacer algo con suavidad.

Cuando estés listo para terminar tu meditación, apaga la vela, concéntrate únicamente en tu respiración durante uno o dos minutos más, y luego vuelve a tomar conciencia del mundo y de tus planes para el día.

El acto de equilibrio de Kapha

Podemos utilizar asanas de yoga que generen calor en el cuerpo para ayudar a contrarrestar las cualidades más frías y letárgicas de la energía kapha, y si eliges una clase de yoga para ayudar a reequilibrar tu dosha y mantenerlo a raya, elige una que ofrezca una práctica dinámica, como el ashtanga o la kundalini yoga, para mantener tu cuerpo en movimiento.

Cualquier postura de yoga de flexión de la espalda que trabaje los músculos abdominales y las que abren la región del pecho son buenas para los tipos kapha, y también lo es la secuencia conocida como los saludos al sol, que puedes buscar en Internet y practicar por las mañanas. Hay muchos vídeos gratuitos de ejercicios en YouTube que te llevarán a través de esta secuencia.

Los tipos de Kapha también se beneficiarán de los asanas de inversión, como la postura de los hombros, y una vez que estés más avanzado, la postura de la cabeza y la postura de la rueda.

Asanas de yoga sencillas para Kapha Dosha

(1) Ushtrasana - La postura del camello

- Arrodíllate sobre tu esterilla de yoga o toalla con los brazos apoyados a los lados.

- Si es posible, mantén los pies y las rodillas juntos, pero si no, puedes separarlos ligeramente.

- Ahora, inclínese lentamente hacia atrás, alcanzando el talón derecho con la mano derecha y el talón izquierdo con la mano izquierda.

- No se esfuerce ni fuerce esta flexión hacia atrás.

- Empuja la barriga hacia delante y, mientras lo haces, mantén los muslos en vertical.

- Doble la cabeza y la columna vertebral hacia atrás, hasta donde se sienta cómodo.

- Intenta relajar todo el cuerpo en este estiramiento, especialmente los músculos de la espalda.

- Una vez en esta postura, los brazos rectos anclarán los hombros para mantener la curva de la espalda.

- Permanece en la postura durante el tiempo que te sientas cómodo, y concéntrate en respirar normalmente.

- Cuando estés preparado, libera tu cuerpo de la postura soltando los talones y devolviendo el torso a una posición vertical mientras te arrodillas en la esterilla.

Es importante que no intentes respirar profundamente en esta postura porque tu pecho ya está estirado. El Camello da a todos los órganos del sistema digestivo un estiramiento profundo y fuerte, que puede ayudar a contrarrestar la tendencia de una digestión lenta cuando el dosha dominante es kapha, pero también es importante que contrarrestes este estiramiento con una flexión hacia adelante, así que síguelo con Pada Hastasana (Postura de flexión hacia adelante) como se describió anteriormente para los asanas de yoga de pitta dosha.

(2)   Sarvangasana - Postura de los hombros

Esta es una postura exigente si eres nuevo en el yoga y en cualquier forma de ejercicio, así que asegúrate de modificar esta postura y trabajar hasta la postura completa. Puedes buscar en Internet para ver cómo el uso de ayudas, como una silla y la pared donde se practica, puede ayudar al cuerpo a acostumbrarse a lo que le pide esta postura. Debes proteger tu cuello, así que no te lances hacia arriba y hacia la postura de los hombros, por muy tentador que te parezca impulsar tu cuerpo hacia esta postura invertida.

Aprovecha el lado positivo de un kapha dosha de movimiento lento para moverte metódicamente hacia una posición cómoda y apoyada para que puedas, eventualmente, elevar las piernas a una posición vertical y mantenerlas allí mientras apoyas tu espalda con las manos.

- Túmbate de espaldas. Coloca una manta doblada sobre tu esterilla de yoga antideslizante o en el suelo. Esta manta es importante porque le ayudará a amortiguar y apoyar su cuello una vez que esté listo para subir a una inversión completa.

- Comprueba que tienes la cabeza y la columna vertebral alineadas y que los pies descansan juntos.

- Coloca las manos a los lados del cuerpo, con las palmas apoyadas en la manta doblada.

- Concéntrese en su respiración para ayudarle a relajar su cuerpo y su mente.

- Ahora, contraiga los músculos abdominales y eleve ambas piernas hasta una posición vertical y manténgalas rectas.

- Una vez que las piernas estén verticales, presiona los brazos y las manos en el suelo y gira lentamente la columna vertebral y las nalgas hacia arriba y fuera de la colchoneta para elevar todo el tronco hasta la posición vertical.

- Dobla los codos y coloca las manos a cada lado de los músculos de la espalda para apoyarlos y mantener la espalda en esta posición invertida.

- Por último, empuja el pecho hacia delante para hacer contacto con la barbilla.

- En esta posición final, las piernas estarán verticales y juntas en línea recta con el tronco de su cuerpo. El cuerpo se apoya en los hombros, el cuello y la posición de la cabeza. Los brazos le dan al tronco la estabilidad que necesita para mantenerse invertido, y los pies deben permanecer relajados.

- Mantenga esta postura durante el tiempo que le resulte cómodo.

- Cuando estés listo para bajar de esta inversión, vas a moverte tan lenta, cuidadosa y deliberadamente como lo hiciste para subir a la posición de los hombros.

- Lleva las piernas hacia delante de forma que los pies queden por encima y por detrás de la nuca. Intenta mantener las piernas rectas.

- Retire las manos de la parte inferior de la espalda y coloque los brazos en el suelo a lo largo del cuerpo, con las palmas hacia abajo sobre la manta doblada.

- Imagina que vas a hacer rodar tu columna vertebral, vértebra por vértebra, hasta el suelo.

- Utiliza toda tu deliberación kapha para permitir que la columna vertebral vuelva a rodar hasta la posición de tumbado. No te apresures ni te esfuerces en hacerlo.

- Baja las piernas al suelo, manteniendo las rodillas juntas.

- Relájate en la esterilla hasta que los latidos del corazón y la respiración se ralenticen y vuelvan a la normalidad.

Si es la primera vez que intentas ponerte de pie con los hombros, sólo debes mantener la postura final durante unos segundos y, con el tiempo, llegar a ser capaz de mantener la postura hasta cinco minutos. Sólo debes hacer este asana una vez en cada sesión de yoga.

Esta postura funciona a muchos niveles, y es importante para los tipos kapha porque masajea todos los órganos abdominales para crear un mejor flujo de energía a través del cuerpo y evitar el estancamiento y la pereza. Además, estimula el sistema inmunológico y la circulación, y deja el cuerpo con más energía.

Práctica de meditación Kapha - Mejor entre las 14 y las 18 horas

Sabemos que las personas de dosha dominante son las más frías de los tres tipos de dosha, pero eso no significa que hayan dominado el arte de calmar una mente distraída o de mantener su dosha equilibrado, y sólo porque el cuerpo no esté rebotando por el lugar, no significa que la mente esté en paz también. De hecho, del mismo modo que los tipos kapha pueden tener dificultades para cargar con demasiado peso, también pueden cargar con demasiados pensamientos pesados y deprimentes, lo que hace que la meditación sea una herramienta importante para el reequilibrio.

El mayor reto al que te enfrentas cuando te inicias en la práctica de la meditación es asegurarte de que no te quedas dormido y, si consigues mantenerte despierto, no pierdes el tiempo yendo de un pensamiento ocioso a otro. La meditación es una práctica activa. Puede parecer que no estás haciendo gran cosa, pero requiere compromiso, energía y un enfoque activo para entrenar el cerebro de esta manera. De hecho, ni siquiera vas a sentarte para meditar, sino que vas a caminar.

Su enfoque: ¡El movimiento! Es la única cosa que naturalmente evitarás, pero no hay nada más efectivo para reequilibrar tu kapha dosha que mover tu cuerpo, y eso también se aplica a tu práctica de meditación.

No hace falta que vayas al gimnasio, pero sí que te muevas, por lo que una suave meditación a pie es perfecta para ti.

Elige un espacio al aire libre donde puedas sentirte relajado y sin prisas mientras aprendes a poner un pie delante del otro y a concentrarte en la colocación de los pies.

No estarás caminando normalmente, así que es posible que quieras mantenerte alejado de otras personas cuando hagas tu meditación caminando.

Mantén tu atención en los pies; muévelos lenta y deliberadamente para impulsar tu cuerpo hacia delante. Cada vez que tu mente se pierda en una ensoñación o te veas envuelto en alguna otra distracción, vuelve a centrar tu atención en los pies.

Camina. Camina despacio. Camina deliberadamente, y nota cómo, a medida que te acomodas al ritmo de tu meditación caminando, tu respiración se ralentiza y tu mente se calma.

Si te ayuda repetir en silencio un mantra en tu mente mientras caminas, elige uno que te afirme que tienes lo que necesitas para avanzar en la vida. Esto te ayudará a evitar el clásico escollo kapha de quedarte atascado en la rutina y no saber cómo progresar en la vida.

Las Tres Gunas

Las *gunas* son otro principio fundamental en la curación ayurvédica y representan un paso más avanzado en la comprensión de cómo se puede utilizar la meditación, el movimiento y la dieta para reequilibrar sus doshas.

Las tres gunas describen una característica de un alimento, de una actividad o de nuestro desarrollo espiritual, por lo que, para una comprensión global de la tradición ayurvédica, es importante conocerlas un poco. La palabra guna en sí es una palabra sánscrita que significa cualidad, atributo, peculiaridad o tendencia. Las tres gunas son:

1) **Sattva = Pureza**
2) **Rajas = Actividad**
3) **Tamas = Oscuridad**

Aunque la idea de estas gunas puede aplicarse a todo, desde el medio ambiente hasta nuestro propio cuerpo, quizá podamos entender mejor este concepto pensando en las gunas en relación con nuestras elecciones alimentarias.

Si Sattva se refiere a una cualidad de pureza, ¿qué tipo de alimentos podría incluir? Es poco probable que se trate de los alimentos altamente procesados y cargados de productos químicos que se pueden encontrar en el supermercado, y esta suposición es correcta porque los alimentos sátvicos se refieren a aquellos alimentos naturales, sanos y no procesados que podemos elegir para comer, incluyendo frutas y verduras frescas y otros grupos de alimentos no adulterados.

La idea es que puedes introducir una cualidad sátvica más saludable en tu cuerpo, mente y alma eligiendo incorporar cosas sátvicas puras en tu vida y en tu dieta. Los alimentos sáttvicos, por ejemplo, son ligeros y fáciles de digerir y aportan claridad y pensamiento claro como beneficio.

Rajas significa actividad. Si seguimos con los ejemplos de alimentos, buscamos los que se dice que tienen una acción rajásica o excitable en el cuerpo. Los alimentos rajásicos son calientes, picantes, salados y crean sentimientos y emociones menos pacíficos que los alimentos sáttvicos, por lo que es posible que quieras tomar medidas para limitarlos en tu dieta o evitarlos por completo.

Por último, tenemos la noción de Tamas, descrita como oscuridad. De nuevo, si seguimos con el ejemplo de los alimentos, las cebollas, las setas y el queso son alimentos tamásicos porque tienen una cualidad pesada y opaca.

La definición tamásica incluye alimentos poco apetecibles, podridos, rancios y viejos, así como las carnes rojas, y se dice que crean una sensación más deprimente. Dicho esto, estos mismos grupos de alimentos pueden ser aterrizantes, así que si tu energía vata (aire) está desequilibrada, puedes elegir deliberadamente alimentos tamásicos para ayudar a reequilibrarla.

Así, puedes empezar a ver que no es una cuestión de bueno y malo, o de correcto e incorrecto. El enfoque aquí es preguntarte cuál es el resultado que quieres lograr, y cómo puedes usar las cualidades de las gunas para ayudarte a lograrlo.

Ejercicio ayurvédico DIY

Imaginemos que tu dosha dominante es vata, y que cuando llegas a casa después de un día de trabajo difícil, te sientes cansado y agotado. Abres la nevera y tienes hambre porque te has olvidado de almorzar, y tienes tres opciones:

1) Una hamburguesa vegetal que puedes meter en el microondas y comer con patatas fritas.
2) Una sopa de verduras que preparó la noche anterior y que pudo tomar con pan crujiente.
3) Una lasaña preparada que ya ha pasado su fecha de caducidad, pero estás demasiado cansado y hambriento para que te importe.

¿Cuál de estas opciones te ayudará a calmar tu agotada energía vata, con la esperanza de que te ayude a dormir, y a despertarte sintiéndote lo suficientemente fresco y con energía para afrontar un nuevo día y lo que sea que se te presente? ¿Cuál es más probable que te haga girar sobre el terrible día que has tenido y sobre cómo quieres dejar tu trabajo?

La respuesta correcta está al final del capítulo.

Cambios de Dosha en la etapa de la vida

Cuando empezamos a utilizar los principios curativos ayurvédicos en nuestras vidas, desarrollamos una mayor comprensión de que todo está en un estado de flujo, incluyendo nuestras energías, y que hay otros factores que influirán en cómo un tipo de energía está jugando a través de ti.

Tu edad, tu constitución e incluso la estación del año pueden influir, pero como orientación general, el Ayurveda nos enseña que los tres doshas desempeñan un papel mayor o menor dependiendo de nuestra etapa vital, y que estos cambios reflejan una fluctuación natural.

Por ejemplo, desde el nacimiento hasta la pubertad, la influencia del dosha kapha terroso será mayor; desde la pubertad hasta la jubilación, será la energía de fuego pitta la que aumente, y a partir de los sesenta, la energía aérea de vata adquiere un papel más dominante.

Entendiendo esto, también puedes ver el sentido innato de estos cambios: desde el nacimiento hasta la pubertad es una época de crecimiento y aprendizaje; desde la pubertad hasta la jubilación es una época de mucho trabajo para criar a la familia y/o trabajar para ascender en la escala profesional; y cuando te jubilas, estás preparado para pasar a una etapa de la vida más contemplativa. La carrera de ratas ha quedado atrás; te conoces a ti mismo y sabes lo que te importa, y tu energía se traslada, de forma natural, a reconocer que ahora tienes menos tiempo por delante que por detrás, así que ahora es el momento de ocuparte de todo lo que aún queda en tu lista de sueños.

Afortunadamente, la elección del camino y el sistema de curación ayurvédicos debería significar que te mantienes lo suficientemente bien como para entrar en la Tercera Edad y disfrutar de todas las aventuras de la realización de esos sueños.

Respuesta al ejercicio ayurvédico DIY: La sopa de verduras es la opción sáttvica y será nutritiva sin dejarte aún más agitado por el día que acabas de tener. La lasaña pasada de fecha es pesada y tamásica, y podría dejarte sintiéndote lleno pero pesado y deprimido. La hamburguesa vegetal sería una mejor opción que la lasaña, pero las patatas son rajásicas y podrías acabar sintiéndote agitado antes de acostarte.

Resumen del capítulo

- En este último capítulo, hemos ampliado las formas en que podemos equilibrar aún más los doshas energéticos, incluyendo sencillas posturas de yoga y prácticas de meditación.

- Hemos aprendido un poco sobre las tres gunas, o cualidades de la naturaleza, que los médicos ayurvédicos utilizan para describir las características emocionales y espirituales de una persona.

- Junto con los capítulos anteriores, hemos aprendido lo suficiente para adoptar un enfoque curativo ayurvédico en nuestras propias vidas.

Palabras finales

En esta introducción básica a la antigua tradición de curación ayurvédica, no sólo has identificado tu propio tipo de dosha, sino que has aprendido a detectar los signos de las otras características de los dosha en las personas que te rodean.

Ya has visto cómo, una vez que captas la idea de que hay mucho que puedes hacer por ti mismo para estar bien y mantener tus energías dosha equilibradas, puede ser divertido elegir el camino ayurvédico.

Hay dos cosas clave que debes tener en cuenta, tanto si decides patinar en la superficie como si te sumerges más profundamente en este sistema de curación:

1) El ayurveda se centra en la persona en su totalidad - cuerpo, mente y espíritu- y trata tanto de la prevención mediante el equilibrio de las energías de los dosha como de la cura.

2) Cuando se trata de tu dosha dominante, *lo mismo que aumenta lo mismo*, lo que significa que ceder a los alimentos y actividades que prefieres puede hacer que tu dosha se dispare o, por el contrario, se agote. El Ayurveda nos muestra cómo evitar esto haciendo elecciones diferentes, creando un entorno doméstico adecuado en el que podamos prosperar, y rodeándonos de personas cuyo tipo de energía puede ser diferente y puede compensar lo que le falta al nuestro.

Por último, una vez que te embarques en un sistema ayurvédico para estar bien y mantenerte bien, pasarás toda tu vida aprendiendo y haciendo ajustes, grandes y pequeños; porque al igual que las estaciones cambian, tus doshas y su influencia también pueden cambiar. Elegir un camino ayurvédico nos anima a sintonizar realmente con nuestros cuerpos, nuestras mentes y nuestras almas para que podamos comprender mejor lo que los tres necesitan para mantenernos sanos y saludables.